ÉTUDE

SUR LE

GENU VALGUM

PAR

André BARBIER,

Docteur en médecine de la Faculté de Paris,
Interne en médecine et en chirurgie des hôpitaux de Paris,
Lauréat de l'École de médecine de Dijon.

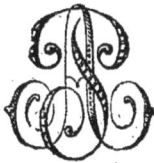

PARIS

A. PARENT, IMPRIMEUR DE LA FACULTÉ DE MÉDECINE

31, RUE MONSIEUR-LE-PRINCE, 31,

—

1874

127

ÉTUDE

SUR LE

GENU VALGUM

ÉTUDE

SUR LE

GENU VALGUM

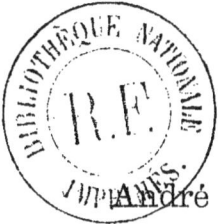

PAR

André BARBIER,

Docteur en médecine de la Faculté de Paris,
Interne en médecine et en chirurgie des hôpitaux de Paris,
Lauréat de l'École de médecine de Dijon.

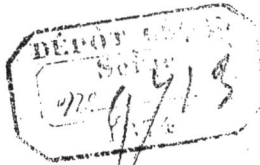

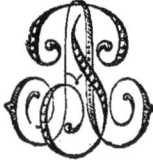

PARIS

A. PARENT, IMPRIMEUR DE LA FACULTÉ DE MÉDECINE

31, RUE MONSIEUR-LE-PRINCE, 31,

—

1874

ÉTUDE

GENU VALGUM

AVANT-PROPOS.

Sous le nom de genu valgum, on désigne une
affection caractérisée par la déviation en dedans du
genou. Un seul genou peut être ainsi dévié; cependant
il est plus fréquent de rencontrer la déviation simul-
tanée des deux genoux.

L'étude de cette affection rentre dans le domaine de
l'orthopédie. C'est à peine si les traités de pathologie
externe consacrent quelques lignes à sa description;
aussi faut-il avoir recours à des monographies ou à
des traités spéciaux. On consultera donc, avec fruit,
la thèse de Monthus (1838, *Difformités des genoux*); la
thèse de Despréaux (1840), *Des différentes espèces de
difformités des genoux*); le traité de thérapeutique des
maladies articulaires et le traité des maladies des articulations de Bonnet; les leçons cliniques sur les maladies chroniques de l'appareil locomoteur de Bouvier;
les leçons d'orthopédie de Malgaigne; les monographies de Duval, et les leçons sur l'orthopédie faites
récemment à la Faculté, par mon excellent maître,
le Dr Dubrueil.

Je ne dois pas oublier les leçons de Tamplin (*Lectures*

on the nature and treatment of deformities, *by Tamplin,*
surgeon to the royal orthopedic hospital); ni les publications
récentes de M. Delore, de Lyon.

ÉTIOLOGIE.

Le genu valgum est rencontré à tout âge, mais surtout dans les premières années de la vie.

Cette affection survient rarement chez l'adulte; c'est
donc une affection spéciale à l'enfance.

Il est rarement congénital; ce n'est, en effet, que
plusieurs mois après la naissance que le genou se dévie.

C'est presque toujours le rachitisme qui est la cause
du genu valgum. Sur 20 enfants atteints de cette
difformité, 18 au moins sont rachitiques : c'est ce qui
fait que cette affection est si commune dans les grandes
villes et si rare dans les campagnes : et c'est aussi
ce qui explique pourquoi, dans les premiers mois qui
suivent la naissance, on ne voit pas d'enfants atteints
de genoux en dedans.

Il ne rentre pas dans mon sujet de faire l'histoire
du rachitisme. Il me suffit de le signaler comme étant
la cause la plus fréquente du genu valgum. C'est habituellement entre la première et la deuxième année que
l'enfant devient rachitique, mais il peut être rachitique
seulement à partir de trois ou quatre ans; aussi des
enfants ont-ils pu marcher très-bien jusqu'à cet âge,
et c'est seulement à partir de ce moment que la difformité apparaît. On peut alors l'attribuer au poids du
corps avec autant de raison qu'on le fait pour expliquer

la déviation en dehors des genoux, leur écartement qui fait qualifier de bancals les sujets qui en sont atteints.

Mais si l'enfant n'a pas encore marché, comment le rachitisme peut-il le rendre cagneux? Faut-il croire à la rétraction musculaire du tenseur du fascia lata, du biceps? — Mais alors, pourquoi ces muscles se rétracteraient-ils plutôt que les muscles internes de la cuisse? Cette influence est nulle en raison de l'état de mollesse, de flaccidité et de l'amincissement du système musculaire des enfants rachitiques. D'ailleurs, ce système participe aux vices de direction et de configuration des os.

Lorsqu'un enfant est atteint de rachitisme, la durée de cette affection règle à peu près le temps que met le genu valgum à se produire. Or, le ramollissement des os peut être aigu; mais le plus souvent il suit une marche assez lente et peut même se montrer à plusieurs intervalles.

Le rachitisme détermine donc la formation du genu valgum, en imprimant aux os des courbures particulières, et la station debout, en faisant supporter aux membres inférieurs le poids du corps, contribue à exagérer cette difformité. Le poids du corps n'est pas suffisant pour expliquer à lui seul la déviation en dedans du genou; il faut bien admettre la torsion spéciale de dedans en dehors des os de la cuisse et de la jambe. Comment sans cela les enfants, qui n'ont jamais marché, pourraient-ils être atteints de genu valgum? Je sais bien qu'on a fait intervenir la façon dont certains enfants ont pu être emmaillotés, leurs langes étant trop serrés au niveau des genoux; on a dit aussi que le genu valgum était dû à ce que des nourrices, portant les

enfants sur leurs bras, les serraient trop contre leur
poitrine, au niveau des genoux. Je rapporterai à ce pro-
pos le fait suivant : La nommée blanche Délande, âgée
de 2 ans, est amenée à la consultation du Dr Duval,
au Bureau central, le 28 juillet 1874. Cette petite fille
n'a jamais marché et est rachitique depuis l'âge de
7 mois, et c'est à partir de cette époque que ses genoux
se sont déviés en dedans. La mère prétend que son
enfant, dans le berceau, avait l'habitude de se prendre
continuellement les pieds avec les mains et de porter
de cette façon les jambes en dehors; c'est ainsi qu'elle
explique la difformité de son enfant. Ces faits sont trop
discutables pour être érigés en théorie.

Le rachitisme est la cause la plus fréquente du genu
valgum, mais ce n'est pas la cause essentielle. C'est
ainsi que j'ai vu plusieurs cas de genu valgum, à la
consultation du Bureau central, qui n'avaient pas pour
cause le rachitisme; un des cas les plus indiscutables
que j'aie vu, était celui d'un jeune homme de 15 ans,
nommé Peffer, mécanicien. Son genou gauche avait une
déviation en dedans de 3 centimètres. Or, ce jeune
homme était fort, robuste, très-bien portant et pas
le moins du monde rachitique. Depuis un an seulement son genou se déviait en dedans, sans qu'on puisse
invoquer comme cause déterminante, ni la constitution,
ni la profession, puisqu'il ne portait rien sur ses épaules,
et que de plus la déviation était unilatérale. On ne peut
admettre ici, comme étant l'origine du genou en dedans,
qu'une laxité anormale du ligament latéral interne de
l'articulation.

Le nommé Hunebaut (Henri), que j'ai également vu à
la consultation du Bureau central, âgé de 5 ans, et

non rachitique, avait les deux genoux déviés en dedans, de deux centimètres. Cette difformité avait débuté à l'âge de deux ans.

Sur trente-cinq observations que j'ai recueillies tant au Bureau central, qu'à l'hôpital des Enfants-Malades, lorsque j'y étais interne, j'ai trouvé ces deux cas qui ne reconnaissaient pas pour cause le rachitisme, tous les autres cas se rapportaient à des enfants manifestement rachitiques.

Dans la *Gazette hebdomadaire*, du 5 avril 1872, se trouve une note intéressante sur un cas de difformité congénitale des genoux et des coudes par le Dr Servier.

«P... Tony, soldat au 12° régiment d'artillerie, est entré au Val de Grâce le 15 septembre 1871, il a été opéré d'un pied bot à l'âge de 21 mois. Par l'examen du membre inférieur droit, on constate que le pied est plat et dévié en dehors ; qu'une ligne abaissée suivant l'axe du membre tombe à 3 centimètres environ en dedans du pied. Le condyle interne du fémur fait une saillie, tandis qu'il y a un méplat au niveau du condyle externe, qui par le toucher semble manquer complètement. La rotule occupe sa position normale, mais quand la jambe est fléchie, la rotule passe en dehors du membre ; aussi sent-on parfaitement la ligne intercondylienne.

Le membre inférieur gauche offre la même difformité, mais moindre.

Les coudes sont déformés.

Ce soldat a un frère qui a été opéré d'un pied bot et qui a la même difformité que lui.

Le 1er avril est entré au Val-de-Grâce le sieur Gros, du 19° d'artillerie, âgé de 24 ans, présentant des difformités analogues à celles du précédent, aux membres inférieurs et supérieurs, seulement chaque détail est moins accentué. »

On voit par cette note, que le *genu valgum* peut coïncider avec des difformités du coude et du pied. Mais il ne ressort pas de ces observations que ces déviations du genou aient été congénitales.

Dans ce même journal, *Gazette hebdomadaire*, n° du 15 janvier 1858, se trouve insérée l'analyse d'une observation ayant rapport à la rupture du ligament latéral interne de l'articulation du genou avec déplacement du cartilage semi-lunaire (par M. Adams, observ. *Medical Times and Gazette*, 12 décembre 1857). « Il s'agit d'un homme de 32 ans, qui, debout, reçoit des planches sur la partie interne du genou gauche. La jambe était devenue très-mobile; on pouvait produire un écartement de 3 à 4 pouces entre les condyles internes du fémur et du tibia... Au bout d'un certain temps le mouvement du membre fut récupéré. » Cette observation est intéressante en montrant que la déviation du genou en dedans pourrait être déterminée par un traumatisme assez violent pour rompre les attaches internes du genou.

Enfin les gens qui ont eu longtemps une hydarthrose du genou, voient les ligaments de cette articulation se relâcher, et il se forme une sorte de subluxation, qui porte la jambe en dehors, plutôt qu'en dedans. Il se produit, par cela même, une sorte de *genu valgum*, peu apparent d'ailleurs, qui cède facilement à l'action d'un bandage compressif du genou.

ANATOMIE PATHOLOGIQUE.

On n'a pas fréquemment l'occasion de faire l'autopsie de sujets atteints de *genu valgum*. Cette affection se combat facilement, et cède presque toujours à un traitement bien dirigé. De plus on ne meurt pas de cette affection, et cela seul détourne l'attention des anatomopathologistes, qui recherchent la lésion qui a directement déterminé la mort du sujet; l'affection du genou passe alors inaperçue, ou bien on ne songe pas à l'étudier.

Toutes ces raisons expliquent la rareté des examens *post mortem* des genoux déviés en dedans. Tous ces examens se rapportent à des sujets rachitiques. Voici en résumé ces lésions.

Le fémur présente une courbure à concavité externe sur le tiers inférieur de l'os, de telle sorte que le condyle interne du fémur, qui normalement est plus bas que le condyle externe se trouve encore abaissé, ce qui fait qu'il paraît plus saillant, en même temps que le condyle externe se trouve relevé. L'interligne articulaire est oblique de haut en bas et de dehors en dedans. Cet abaissement de la tubérosité interne du fémur peut atteindre jusqu'à 4 et 5 centimètres. Le ligament latéral interne se trouve relâché. Le ligament latéral externe au contraire est rétracté.

Etant interne dans le service de mon excellent maître, le Dr Roger, j'ai eu l'occasion de faire l'autopsie d'un enfant rachitique, qui est mort du croup, et qui était atteint d'un *genu valgum* unilatéral. Cette autopsie était d'autant plus intéressante que cet enfant avait été opéré suivant la méthode de Delore, par le Dr de Saint-Germain, le redressement avait été nul parce quelques jours après l'opération, l'enfant fut emmené par ses parents.

Je dois cette observation à l'obligeance de mon excellent collègue et ami Hirtz.

« Le nommé Morandon Albert, âgé de 8 ans, est entré dans le service du Dr de Saint-Germain dans les derniers jours du mois de mars 1874.

« Ce petit malade était rachitique et présentait un *genu valgum* du côté droit. Le genou n'était pas déformé; il n'existait pas de saillie du condyle interne du fémur, mais la cuisse était dirigée en dedans, tandis que la jambe était rejetée en dehors. Cette disposition vicieuse était due à une torsion du fémur suivant son grand axe. Les os de la jambe étaient également déviés; le genou était situé tout à fait en dedans, et venait frapper dans la marche le genou opposé, le bord interne du pied seul reposait sur le sol, le bord externe étant relevé. La malléole interne de la jambe droite était distante de 8 centimètres de la malléole interne de la jambe gauche, lorsque les genoux se touchaient. Le 16 avril 1874, le Dr de Saint-Germain redressa le genou par la méthode de M. Delore, et appliqua un appareil inamovible. Six jours après cette opération le malade eut une rougeole, quatre jours plus tard ses parents l'emmenèrent. Il resta un mois chez lui sans appareil, et il revint à l'hôpital dans le service du Dr Roger, où il mourut, trois jours après son arrivée, d'une angine couenneuse. La déformation s'était reproduite. »

Je fis avec le plus grand soin la dissection de ce genou, je ne trouvai aucune lésion des surfaces articulaires. Les condyles du fémur avaient des dimensions norma-

les ; l'extrémité supérieure du tibia était également normale. Je ne trouvai à noter qu'une seule chose, c'est que
le ligament latéral interne paraissait un peu plus long et
un peu plus mince que le ligament correspondant de
l'articulation du genou non déformé. Le fémur était courbé suivant son axe vertical, et le point le plus accentué
de cette courbure avait lieu au niveau de ses deux tiers
inférieurs : l'angle qui en résultait regardait en dehors.
Une courbure analogue des os de la jambe avait son maximum au milieu de leur longueur, mais elle était bien
moins accentuée que celle du fémur. La rotule occupait
la position qu'elle doit avoir normalement par rapport au
fémur et au tibia.

Voici ce que Malgaigne dit dans ses leçons d'orthopédie. « Le condyle interne (du fémur) repose normalement
plus bas que le condyle externe. Mais la déviation tend à
les écarter l'un de l'autre. Le condyle tibial augmente de
hauteur, et le condyle fémoral lui-même prenant un accroissement pathologique se déjette plus en dedans, ce
qui est l'exagération de la disposition normale ; cependant c'est surtout le condyle interne du tibia qui s'accroît
en longueur pour rejoindre le fémur. »

Cet accroissement de longueur du condyle interne du
tibia, je ne le retrouve signalé dans aucun autre ouvrage,
et Malgaigne ne rapporte pas d'observation à l'appui de
son dire.

La seule lésion du tibia que je voie notée ou repré-
sentée, consiste dans une courbure à concavité externe
de cet os, courbure commençant au-dessous de la tubérosité condylienne. Sur les enfants atteints de *genu valgum*, j'ai recherché cette disposition du tibia, dont parle

Malgaigne, mais je n'ai pu la constater. Le condyle interne du fémur m'a presque toujours paru seul plus
saillant. Cependant Tamplin dit que la tubérosité du tibia
paraît plus saillante et repousse la peau comme s'il y
avait une séparation de l'épiphyse. Cette assertion me
paraît exagérée. Tamplin rapporte également qu'il existe
presque toujours un valgus par relâchement des ligaments
internes de l'articulation tibio-tarsienne; et que si l'affection dure longtemps, on voit se produire un degré plus ou
moins prononcé de raccourcissement du biceps, quelquefois même du fascia lata et du vaste externe, tandis que
le gastro-cnémien, en suivant une ligne plus directe, fait
paraître le condyle interne du fémur plus saillant.

Cette déviation en dehors du pied est la règle, mais
elle disparaît avec le redressement du genou, aussi les lésions de la voûte du pied consécutives ne peuvent se rencontrer que chez des sujets qui n'auraient pas été guéris
de leur *genu valgum*, et qui auraient eu cette affection
pendant de longues années. Il ne m'appartient de décrire
que les lésions du genou, aussi je ne m'arrêterai pas plus
longtemps à ces lésions du pied. C'est également pour la
même raison que je ne ferai que signaler la torsion de
la colonne vertébrale dans la région lombaire qu'on peut
observer chez les gens atteints d'un *genu valgum* unilatéral, déviation qu'ils doivent à leur station debout vicieuse et à leur marche défectueuse.

Quelles sont les lésions anatomiques du *genu valgum*
chez les sujets qui ne sont pas rachitiques? Je n'ai trouvé
nulle part d'observation de ce genre. Cependant les lésions doivent consister dans l'allongement et le relâchement du ligament latéral interne, ou l'exagération de
longueur du condyle interne du fémur.

SYMPTOMES.

A l'état normal l'angle de la cuisse avec la jambe est de quatre degrés. Chez la femme, en vertu de la disposition de la hanche, cet angle est un peu plus ouvert que chez l'homme. Lorsque le genou est dévié, cet angle peut mesurer de 10 à 80 degrés. On se représente donc facilement l'aspect des membres inférieurs chez les sujets atteints de *genu valgum*. Mais cet état varie suivant que le fémur est plus ou moins courbé, suivant que le tibia est plus ou moins déjeté en dehors. Les genoux se rapprochent donc d'autant plus que les os de la cuisse et de la jambe s'éloignent davantage de la verticale. Plus cette difformité est prononcée, moins le sujet repose sur la totalité du pied; le bord interne appuie seul sur le sol, le bord externe se relève fortement; il se forme un véritable valgus, qui ajoute encore à la difficulté de la marche. Les pieds s'éloignent l'un de l'autre et les malléoles internes, au lieu d'être en contact ou à peu près, lorsque les genoux se touchent, comme cela a lieu à l'état normal, sont distantes l'une de l'autre de plusieurs centimètres (de 5 à 20 centimètres),

Pour mesurer cette difformité, le Dr Dubrueil recommande le procédé suivant : « On choisit deux points de repère, le grand trochanter et la malléole externe par exemple : on réunit ces deux points par un cordon, puis on mesure la distance qui sépare cette corde du sommet de l'angle formé par le genou. »

Plus le déplacement est considérable, plus cette distance est grande, elle peut être de 4, 5, 6 et même 10 centimètres. Le Dr Delore donne à l'état normal 2 centimètres comme distance de ce cordon au sommet de la rotule, et il a vu des cas où cette distance s'élevait à 15 centimètres.

Voici quelques chiffres que j'ai notés à la consultation du Bureau central.

1° Doneaud Auguste, 4 ans, rachitique dès les premiers mois de sa naissance; depuis un an le genou droit se dévie. La déviation est de 3 centimètres et demi. La distance entre les deux malléoles est de 7 centimètres.

2° Moreau Louis, 3 ans, rachitique. Cet enfant est atteint d'un *genu valgum* double. La déviation du genou gauche est de 4 centimètres, celle du genou droit est de 3 centimètres. La distance intermalléolaire est de 11 centimètres.

3° Renard, 3 ans, rachitique. Le *genu valgum* est double, la distance entre le grand trochanter et la malléole est de 35 centimètres. La déviation de chaque genou est de 5 centimètres. La distance inter-malléolaire est de 8 centimètres.

Il est impossible d'établir une règle fixe, à l'aide de laquelle on puisse déterminer l'écartement intra-malléolaire, lorsqu'on connaît la déviation du genou ou *vice versa*, attendu que ces chiffres sont subordonnés à l'âge du sujet, ou plutôt à la distance qui sépare la malléole externe du grand trochanter, car moins cette distance est grande, plus l'écartement est grand nécessairement. En outre, il faut tenir compte de la longueur réelle de la cuisse et de la jambe. La distance, en effet, entre les deux points de repère, cités plus haut, pouvant être la même pour des membres inférieurs qui n'auraient pas la même longueur.

Le plus habituellement cette difformité est double. Lorsqu'elle existe aux deux genoux, on peut dire presque à coup sûr que le sujet est rachitique. Si le *genu valgum* est unilatéral, il peut être tout aussi bien dû au rachitisme qu'à toute autre cause, souvent inappréciable. On se figure aisément l'aspect d'un enfant atteint d'un *genu valgum* double. Lorsqu'il est debout et immobile, les genoux se touchent, et les pieds sont écartés et renversés en dehors; cette attitude est des plus disgracieuses. Lorsqu'il marche, les genoux s'entrechoquent, et les pieds sont projetés en dehors. Il en résulte un dandinement des plus désagréables. Si le *genu valgum* est unilatéral, ou bien s'il est très-prononcé à une jambe et à peine apparent à l'autre, le sujet boite légèrement, l'épaule s'abaisse du côté du maximum de la lésion, et la colonne vertébrale se courbe dans ce sens. Il en résulte que le sujet atteint de cette difformité ne peut marcher longtemps sans se fatiguer plus que les autres, et que l'action de porter des fardeaux sur les épaules est rendue plus pénible.

Cette difformité cesse tout à fait d'être apparente, lorsque la jambe est fléchie sur la cuisse.

L'aspect du genou varie suivant l'ancienneté de la lésion, le degré et la cause de la déformation; plus le condyle interne du fémur paraît abaissé, plus l'interligne articulaire est oblique, plus le genou paraîtra élargi, et plus aussi la rotule paraîtra se rapprocher du condyle externe.

Les mouvements du genou sont tous possibles, et semblent s'exécuter aussi bien qu'à l'état normal. L'exten-

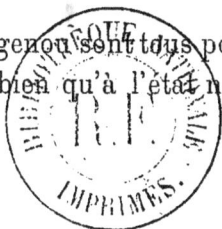

sion et la flexion sont aussi parfaites que possible. Les mouvements latéraux sont exagérés lorsque le ligament latéral interne est relâché.

Cette affection, lorsqu'elle est dûe au rachitisme, nait avec l'altération des os et s'accentue à mesure que le ramollissement osseux progresse. L'évolution du rachitisme terminée, que devient le genou dévié en dedans abandonné à lui-même? Rarement il a une tendance naturelle à la guérison, par le redressement spontané des os : Il tend plutôt à s'exagérer par le relâchement du ligament latéral interne, pour les raisons que nous avons dites précédemment.

Si le genou se dévie en dedans, sans qu'on puisse faire intervenir le rachitisme comme cause, il faut souvent des mois et même des années pour que la difformité atteigne son point maximum de développement. Mais on peut dire d'une façon générale, qu'il faut d'autant plus longtemps que le sujet est plus âgé, et que l'affection n'a aucune tendance à la guérison spontanée.

Le diagnostic du *genu valgum*, en lui-même, est des plus faciles, et je ne vois pas avec quelle affection il serait possible de le confondre. La seule erreur qu'on pourrait commettre serait de le méconnaître lorsqu'il est très-peu prononcé.

TRAITEMENT.

Il y a deux méthodes de traitement pour le *genu val-gum* : une méthode dite de violence et une méthode de douceur.

Le Dr Delore a recours aux moyens violents. Il a publié à plusieurs reprises les résultats de sa pratique ; et encore, cette année, dans le mois de février 1874, il a exposé à la Société de chirurgie sa manière de faire et les résultats qu'il obtenait.

Ce chirurgien se propose d'opérer le redressement des genoux, sans agir directement sur eux. Il rompt les épiphyses des extrémités articulaires des os qui concourent à la formation du genou. C'est ce qu'il appelle le redressement brusque.

Voici en quoi cette opération consiste : Le chirurgien anesthésie préalablement les malades, puis il place le membre étendu dans la rotation en dehors, un aide maintient le bord externe de la jambe au-dessus du plan du lit, et imprime de petites secousses au niveau du genou ; il se produit un craquement, et le redressement est opéré.

Pour bien se rendre compte de ce procédé, il faut se rappeler la disposition exacte des extrémités articulaires du fémur et du tibia formant les genoux, et avoir présents à l'esprit leurs points d'ossification.

D'après M. Sappey, le fémur se développe par cinq points d'ossification. Un point pour le corps, trois pour la tête, et un point complémentaire seulement pour l'extrémité inférieure.

« L'épiphyse de l'extrémité tibiale du fémur se développe vers la fin du dernier mois de la grossesse. A la
naissance, elle offre le volume d'un pois. Cette épiphyse
occupe alors le centre du cartilage, et répond au tiers
supérieur de la poulie fémorale.

« L'épiphyse de l'extrémité inférieure l'emporte sur
toutes les autres par son volume extrêmement considérable. Elle commence à se souder à 18 ans. La réunion
au corps de l'os se fait d'arrière en avant. En général,
elle se complète de 20 à 22 ans; quelquefois un peu plus
tard.

« Le tibia se développe par quatre points d'ossification : un point primitif pour le corps, un point complémentaire pour chacune des extrémités, et un pour la tubérosité antérieure de l'os.

« L'épiphyse de l'extrémité fémorale du tibia se montre
déjà à l'état de germe au moment de la naissance chez la
plupart des enfants; mais elle est alors très-minime...
Cette épiphyse prend un grand développement dans le
sens transversal et dans le sens antéro-postérieur; mais
sa hauteur ne dépasse pas en général 1 centimètre et
demi. »

La soudure complète de cette épiphyse a lieu de 18 à
20 ans, quelquefois à 21, 22 et même 24 ans. Il me reste
à dire que l'extrémité supérieure du péroné, qui s'arti-
cule avec l'extrémité fémorale du tibia, ne dépasse pas
les limites supérieures de l'épiphyse correspondante du
tibia, et que, de plus, le siége de l'épiphyse de la tête du
péroné correspond au siége de l'épiphyse analogue du
tibia. Ces rapports expliquent comment les mouvements
brusques qu'on exerce sur le genou pour le redresser,
peuvent aussi rompre le péroné dans ce point.

Je dois aussi insister sur les points d'insertion du périoste aux extrémités articulaires du fémur et du tibia. Le périoste s'insère à l'extrémité articulaire, à la limite du cartilage qui revêt cette surface. Le périoste s'attache à l'os au moyen de fibres fortes et résistantes qu'il est difficile de rompre. Il faut aussi remarquer que le cartilage épiphysaire est suffisamment distant de la surface articulaire de l'os pour que, s'il vient à être rompu, ces insertions périostiques n'aient pas à en souffrir : la séparation de l'extrémité épiphysaire du corps de l'os devient par cela même moins tranchée. Mais le résultat le plus favorable pour l'articulation, c'est que ce pourtour périostique, restant intact, s'oppose comme une barrière à l'introduction dans la cavité articulaire de liquides sanguins, séreux ou autres, et empêche également la production de désordres articulaires, tels que la rupture de la synoviale, etc... En un mot, cette disposition anatomique met l'articulation du genou à l'abri de toute lésion. Si le périoste se rompt, sa rupture a lieu en dehors de son insertion articulaire, et alors sa rupture n'est suivie d'aucune conséquence fâcheuse.

J'ai fait sur le cadavre des expériences assez nombreuses pour savoir quels sont les désordres que l'on peut produire en rompant les épiphyses des extrémités articulaires du genou. J'ai fait ces recherches sur des enfants âgés de 1 à 16 ans. Bien entendu que ces expériences ne peuvent pas être aussi concluantes que si elles avaient pu être faites sur le cadavre d'enfants ayant un *genu valgum*, mais à l'impossible nul n'est tenu. Voici la façon dont j'ai procédé. Je mettais la jambe du sujet, sur lequel j'expérimentais, sur le rebord d'une table, de manière que le membre reposât sur son bord externe,

et que le genou dépassât le rebord ; d'une main je main
tenais le membre dans cette position contre le rebord de
la table, et d'un mouvement brusque, soit en haut soit
en bas, je produisais un craquement ; aussitôt le membre
était déformé, et le genou, par conséquent, se trouvait
placé ou en dedans ou en dehors, suivant le sens dans
lequel avait été dirigée la traction.

Je ferai remarquer que je prenais des cadavres au ha-
sard, les uns appartenaient à des sujets forts, vigoureux,
bien constitués, ayant succombé à une maladie infec-
tieuse, le croup, par exemple ; d'autres appartenaient à
des sujets, malingres, rachitiques, ayant été longtemps
souffrants ; or, le plus ou moins de peine que j'éprouvais
à produire ces ruptures épiphysaires n'était pas en rapport avec les apparences robustes ou chétives du cadavre,
mais bien avec l'âge du sujet mis en expérimentation.
Plus le sujet était jeune, moins était difficile la rupture
des épiphyses. Sur des sujets de 10 ans, seul j'avais les
plus grandes difficulté à produire la rupture. Sur des
sujets de 12 à 15 ans, j'avais besoin d'un aide vigoureux,
et dans ces cas, il m'est arrivé de rompre les ligaments
articulaires seulement.

Ces expériences sont intéressantes en ce que, quelle
que fût la violence que j'ai déployée pour détacher
les cartilages épiphysaires, je n'ai point trouvé une seule
fois de lésions intra-articulaires. Voici d'ailleurs trois
expériences qui rendront un compte exact de ce que
j'avance.

« 1° Garçon, âgé de 4 ans, ayant succombé à une angine coenneuse. La cuisse gauche est appliquée sur le
rebord de la table de l'amphithéâtre des Enfants Mala-

des. La main gauche maintient la cuisse dans cette position. La main droite saisit le bas de la jambe au niveau des malléoles : brusque mouvement en bas. Il se produit un craquement, et la jambe est courbée en dehors.

On mesure 2 centimètres en moins du grand trochanter à la malléole externe. La déformation obtenue était donc considérable.

La dissection du genou montrait les lésions suivantes. Le périoste qui entoure l'extrémité inférieure du fémur était presque complètement décollé dans une étendue de 5 centimètres au dessus de son insertion aux condyles. Il y avait aussi séparation de l'épiphyse et de la diaphyse du fémur. Les surfaces étaient maintenues en contact à la partie externe, tandis qu'à la partie interne il y avait un écartement d'un demi-centimètre. Ces fragments avait un aspect dentelé. Le cartilage épiphysaire était adhérent en grande partie au fragment inférieur. Le tibia, le péroné étaient intacts. Il en était de même des ligaments articulaires, de la synoviale, etc.

2° Garçon de 15 mois, mort de broncho-pneumonie ; on observe, comme résultat de cette expérience, un décollement du périoste à la partie antérieure seulement du fémur, à partir de sa soudure au pourtour des condyles, jusqu'à 3 centimètres en haut. Fracture transversale du fémur à dentelures très-fixes. Cette fracture est distante de 3 à 5 millimètres du cartilage épiphysaire qui reste intact — aucun désordre articulaire — rien au tibia ou à son périoste, ni à son cartilage épiphysaire.

3° Garçon de 15 ans, assez fort, mort d'une angine couenneuse—déviation forcée de la jambe — craquement (ce qui a nécessité des efforts assez violents). Par la dissection du genou on ne constate que l'éraillement et la rupture incomplète du ligament latéral interne. Une coupe du fémur et du tibia dans le sens de longueur permettait de constater qu'il y avait à peine quelques vestiges de cartilages épiphysaires. La soudure des épiphyses aux diaphyses paraissait presque achevée. »

Je pourrais rapporter un plus grand nombre d'expériences, mais toutes, et j'en ai fait une vingtaine, se résument à ceci — rupture habituelle soit de l'extrémité épiphysaire du fémur, soit de l'extrémité épiphysaire du tibia — quelquefois aussi du péroné — décollement presque constant du périoste au-dessus de son insertion épiphysaire — quelquefois déchirure du ligament latéral interne — je n'ai jamais pu constater d'autres lésions.

Je remarquerai que la séparation de l'épiphyse avec la diaphyse avait presque toujours lieu par fracture, plutôt que par dissociation du cartilage, qui était presque toujours respecté, ou tout au moins en partie.

Voici d'ailleurs l'opinion du Dr Delore (Société de chirurgie du 11 février — *Lyon médical*) : « La durée et la force de ces pressions (qu'on exerce pour redresser le genou) varient suivant les cas. On entend habituellement quelques craquements et le redressement s'opère; il est dû :

1° A l'écartement des surfaces articulaires, qui peut se constater par des mouvements de latéralité;

2° A l'arrachement du périoste par les ligaments latéraux externes;

3° Au décollement des épiphyses, qui porte sur le condyle externe du fémur, la tubérosité externe du tibia et même la tête du péroné. Ce décollement est quelquefois brusquement accompli et accompagné d'un fort craquement. Dans la plupart des cas il est impossible de le constater sur le vivant.

4° Au tassement de la tubérosité interne du tibia.

5° Enfin à l'élasticité du fémur et du tibia. »

J'accepte très-volontiers ces faits rapportés par le Dr Delore, mais il me semble difficile d'admettre que le décollement des épiphyses porte seulement sur le condyle externe du fémur — car le cartilage diarthrodial est transversal et les deux condyles lui adhèrent par l'intermédiaire d'une couche assez mince, il est vrai ; il y aurait donc alors séparation par fracture. Comment alors expliquer l'absence de désordres articulaires, tels que des épanchements dans le genou?

Dans le numéro de ce journal existe une figure qui représente le squelette des membres inférieurs d'un enfant mort vingt et un jours après le redressement et sur laquelle on peut apercevoir le décollement épiphysaire des deux fémurs, le décollement épiphysaire du tibia gauche le tassement du tibia droit, et le décollement épiphysaire du péroné du même côté.

Ces désordres, comme on le voit, sont considérables, et il est vraiment singulier qu'ils ne déterminent pas d'inflammation dans le genou, et que ce redressement brusque soit aussi bien toléré par les malades. Pour compléter l'observation du nommé Marandon, que j'ai rapportée plus haut, et qui avait succombé un mois après la tentative de redressement faite par le Dr de Saint-Germain, il me reste à dire que la cavité articulaire du genou m'avait paru intacte, que les cartilages avaient l'apparence normale, et que la synoviale parais- sait absolument saine. En un mot il était impossible de constater la plus petite lésion. Pour ce qui était du car- tilage épiphysaire du tibia, voici ce que j'ai constaté : Il existait au niveau de ce cartilage un tissu rouge infiltré de sang, ayant un centimètre d'épaisseur, cette apparence morbide est due au gonflement de ce tissu cartilagineux et du tissu osseux dans lequel il est en- châssé. Dans tous les cas la lésion était bien limitée au tissu épiphysaire et ne s'était point propagée au delà.

L'extrémité inférieure du fémur était normale.

Je rapporterai une autre observation de rupture épi- physaire faite par le Dr de Saint-Germain afin de redresser une jambe déviée en dehors, à la suite d'une tumeur blanche du genou. Il ne s'agissait point dans ce cas d'un *genu valgum*, mais néanmoins cette observation prouve encore que la rupture de l'épiphyse est très-to- lérée, même dans le voisinage d'une articulation malade. Je dois cette observation à mon excellent collègue et ami Hirtz.

« La nommée Royer (Félicie), âgée de 8 ans, est entrée le 15 novembre 1873 dans le service du D^r de St-Germain à l'hôpital des Enfants-Malades. Cette petite fille d'un tempérament scrofuleux était atteinte depuis plusieurs années d'une tumeur blanche du genou droit, guérie par demi-ankylose. La rotule était située à la partie interne du genou dans une position fixe : le fémur droit plus court de 4 centimètres que le fémur gauche occupait une position normale. Le condyle interne paraissait par la palpation plus volumineux et descendre plus bas que le condyle externe. La jambe seule était déviée et formait

avec la cuisse un angle obtus ouvert en dehors. Cette
jambe était plus courte que la gauche de 6 centimètres,
et se terminait par un pied bot équin. Quelques jours
après l'entrée de la malade dans son service, le Dr de Saint-
Germain redressa le pied par la section du tendon
d'Achille. Ainsi redressé, le pied regardait par sa pointe
directement en dehors, tandis que le talon se rapprochait
du bord interne de l'autre jambe. Malgré la guérison du
pied bot, la petite malade ne pouvait marcher sans béquilles à cause du raccourcissement total du membre
inférieur (10 centimètres), rendu encore plus sensible
par la déviation de la jambe. Aussi le 15 janvier 1874, le
Dr de Saint-Germain, par un mouvement violent et prolongé de torsion en dedans de la jambe sur la cuisse,
brisa le tibia au-dessous de l'épiphyse et ramena la jambe
dans la rectitude absolue. On maintint cette rectitude
en appliquant immédiatement autour du genou un appareil inamovible de store. La petite malade n'eut pas le
moindre mouvement fébrile, et le membre ne présenta
pas de réaction inflammatoire. Cet appareil resta pendant
15 jours, et fut remplacé le 15 janvier par un appareil
maintenant en même temps le genou dans la rectitude et
le pied à angle droit sur la jambe. L'appareil fut levé le
6 mars. Le membre était alors dans la rectitude complète.

La marche était possible, sans béquilles, au moyen
d'une bottine à semelle haute. »

Le Dr Delore dit avoir pratiqué plus de deux cents fois
le redressement brusque du genou, et que cette opération n'a jamais été suivie d'accident.

Il n'aurait eu qu'un seul cas de fracture (communica-
tion faite à Lyon à la séance, du 25 août 1873, de

l'Association française pour l'avancement des sciences).

Ce chirurgien, après avoir fait le redressement du membre, le rend immobile à l'aide d'un appareil amidonné, et,
au bout de six mois, le genou retrouve toutes ses fonc-
tions. Une question importante est de savoir comment
se comporte le membre après cette opération. Le membre continue-t-il à se développer comme il aurait fait
sans la rupture des épiphyses ? Le Dr Delore répond à
cela que l'allongement du membre n'est pas entravé. Ce
genre de traitement n'est pas un parti pris pour le Dr Delore ; il ne repousse pas les tuteurs et les appareils à redressement lent, mais il donne la préférence au redressement brusque. Du reste il conseille de ne pas faire cette
opération sur des sujets au-dessus de 15 on 16 ans.

Les résultats de la pratique du Dr Delore paraissent
très-encourageants ; le manuel opératoire est facile à
exécuter ; il est facile également de faire un appareil inamovible, soit avec des bandelettes amidonnées, soit avec
des bandes imprégnées de silicate de potasse. Il faut que
l'appareil soit peu serré, bien doublé de ouate, et il est
bon de ménager une ouverture au niveau de la partie
antérieure du genou, afin de surveiller facilement ce qui
se passe du côté de cette articulation. Un tel appareil a
pour but non-seulement de maintenir le membre dans la
rectitude, pour lui donner une bonne direction, mais
encore de prévenir la douleur en privant le membre de
tout mouvement, et d'empêcher aussi le développement
d'accidents inflammatoires.

Cette méthode de traitement, malgré toute sa simpli-
cité, n'est pas acceptée par la plupart des chirurgiens. Et
pour ma part je préférerais redresser le genou lentement.
Le redressement au moyen de tuteurs n'expose absolu-

ment à aucun accident, et n'oblige pas les malades à être
maintenus au lit ; cette dernière considération est énorme.
La plupart des enfants qui sont atteints de cette affection
sont presque tous rachitiques, c'est-à-dire plus ou moins
souffreteux. Les priver d'exercice, c'est les exposer à de-
venir encore plus rachitiques. Sans compter qu'un membre redressé brusquement doit être surveillé par un
homme de l'art, ce qui n'est pas toujours possible ; il faut
donc alors que les enfants soient admis dans une salle
d'hôpital. Or, tout le monde sait combien est funeste
pour la santé des enfants le séjour dans un service hos-
pitalier. Sans cesse il y a des épidémies de maladies in-
fectieuses. Il suffit qu'un malade dans une salle soit atteint d'une de ces affections pour que les autres aient à
leur tour une semblable maladie. Que de fois n'ai-je pas
vu de malheureux enfants entrer dans une salle pour
une affection légère, dont ils auraient pu être bien soignés
chez eux, être atteints successivement de coqueluche, de
scarlatine, de rougeole, de croup, et succomber à cette
dernière affection ! Toutes ces raisons seraient évidem-
ment sans valeur si par la rupture des épiphyses on obtenait un redressement plus exact qu'avec des appareils.
Or, avec l'emploi de ces tuteurs on obtient un redressement aussi parfait que possible, et dans un espace de
temps relativement court.

Pour combattre le *genu valgum* on n'a pas seulement
eu recours à la rupture des épiphyses, on a fait aussi la
section du biceps. Ainsi dans le Traité de thérapeutique
de Bonnet je trouve l'observation suivante : « Il s'agit
d'un jeune homme âgé de 16 ans, atteint d'une déviation
de la jambe en dehors compliquée d'hydarthrose du genou. Le pied est dans l'adduction et il y a 24 centimètres

de distance entre les deux pieds. On fit la section du biceps et du tendon aponévrotique, puis le membre fut
placé dans une gouttière droite. » Après cette observation, en vient une autre, dans laquelle Bonnet raconte
qu'il a fait subir le même traitement à un jeune homme
de 19 ans, dont les deux genoux s'étaient déviés à la
suite de fardeaux trop lourds, puis il avait fait porter des
appareils redresseurs pour la marche.

Malgaigne, dans ses leçons d'orthopédie, appelle l'attention sur ces deux opérés de Bonnet, et il n'est pas
d'avis qu'on pratique des sections du tendon du biceps
et du fascia lata ; puisque des deux malades opérés par
Bonnet l'un ne put marcher qu'au bout d'un an, avec
un appareil, et que l'autre ne put marcher sans appareil
qu'au bout de deux ans.

Tamplin conseille surtout l'emploi des appareils, cependant il dit qu'on peut avoir recours à la section du tendon
du biceps. Deux fois en pratiquant cette opération il coupa
le sciatique poplité externe, ce qui fut suivi d'une para-
lysie musculaire qui dura de huit à dix semaines seulement.

J'ai pratiqué plusieurs fois sur le cadavre, la ténotomie
du biceps, et, j'ai remarqué qu'il était très-facile de sec-
tionner le sciatique poplité externe, surtout si l'on cher-
che à faire cette section le plus près possible de la tête
du péroné. Néanmoins cet accident est rare.

La section du biceps opérée, Tamplin entoure le membre d'un bandage, avec ou sans attelle.

Cette méthode de traitement est abandonnée aujour-
d'hui. Les résultats obtenus par Bonnet ne sont pas en-
courageants et Tamplin recommande médiocrement la
section musculaire. Je crois qu'on ne doit recourir à la
ténotomie du biceps et du fascia lata que si les muscles,

par leur rétraction, sont la cause évidente de la déformation du genou et que l'essai d'appareils redresseurs ait été fait sans succès. Le Dr Dubrueil condamne cette pratique qui pour lui n'aurait donné aucun résultat. Il en est de même de la section du ligament latéral externe, qui a été proposée par le Dr Jules Guérin. Malgaigne s'oppose formellement à cette pratique, et je crois avec raison.

Là se bornent les moyens violents que l'on peut employer pour redresser le genou.

Nous allons maintenant étudier le mode d'action des appareils redresseurs qui ramènent lentement le genou dans la position normale.

Ambroise Paré avait recommandé de porter un brodequin dout la semelle aurait le bord interne bien plus épais que le bord externe. Ce procédé a été conseillé aussi par Malgaigne. Cette chaussure aurait pour effet de combattre le valgus, et le pied reposant sur le sol uniformément, tendrait à ramener la jambe dans la rectitude; mais ce moyen est insuffisant, aussi Bonnet conseille-t-il de mettre le soir une attelle sur le côté externe du membre.

Dans les Archives de Chirurgie de Langenbeck (1) (huitième volume), Heineke rapporte les effets excellents qu'on obtient à l'aide d'un appareil plâtré muni d'attelles, ainsi que cela se pratique dans la clinique de Bardeleben pour le traitement du *genu valgum*. Toutefois cet auteur ne s'appuie que sur deux faits, et encore n'a-t-on pas obtenu de guérison complète. Le procédé employé consiste à appliquer de longues bandes d'étoupe et de ouate,

_____

(1) Je dois cette traduction à mon ami Wurtz, externe à l'hôpital des Enfants malades.

trempées dans de la bouillie de plâtre, et une attelle de
bois sur la face externe du membre, placé dans l'extension. Cette attelle est fixée en haut à la cuisse et au bassin, en bas à la jambe et au pied : au moyen de tours
de bandes on attire continuellement et progressivement
le genou déformé vers l'attelle, et on le redresse ainsi.
Ce traitement a duré six semaines dans l'un des deux cas
cités par cet auteur. Dans l'autre il dura onze semaines.

Les deux malades étaient âgés l'un et l'autre de
18 ans. Chez tous les deux, la maladie datait de deux
ans et demi, et l'un d'eux présentait une légère rotation
de la jambe autour de son axe longitudinal, ainsi qu'un
épaississement notable du condyle interne. Pour achever
la guérison, il fallut appliquer plus tard et pendant un
temps assez long, un appareil plâtré solide, embrassant
tout le membre ainsi que le bassin. On permit alors
au malade de marcher.

Chez l'un des deux malades qui font le sujet de cette
observation, après un traitement de dix mois, il n'y
avait plus de difformité apparente dans l'extension complète du membre; mais avec une légère flexion, la déviation de la jambe en dehors se reproduisait par une
secousse brusque. Cependant, au moyen d'un appareil
formé de deux bandes plâtrées, embrassant l'une la partie inférieure de la cuisse, l'autre la partie supérieure
de la jambe, et réunies toutes deux à l'aide de tiges de
fer munies de charnières, le malade pouvait se promener
toute la journée et fléchir la jambe jusqu'à l'angle droit.
Cet appareil devait plus tard être remplacé par des
cylindres de tôle bien matelassés.

Dans le second cas la guérison avait été retardée par
une eschare due à l'appareil plâtré.

Enleuberg (de Berlin), pour remédier à l'angle à sinus externe du genu valgum, emploie deux appareils, servant, l'un, quand le malade est couché, l'autre quand il est debout. Dans le premier, le bassin étant fixé par une ceinture, la cuisse et la jambe par des demi-gouttières matelassées, on redresse peu à peu la position vicieuse au moyen de vis et d'articulations en noix.

Dans l'appareil qui sert pour la marche, une attelle externe articulée est fixée au bassin par une ceinture, et à la jambe par une botte.

Le genou, dévié en dedans, est peu à peu attiré en dehors au moyen d'une articulation en noix. A la face interne du membre se trouve une autre attelle fixée à l'aide d'un lien à la partie moyenne de la cuisse. En outre, on applique une semelle en forme de coin, coupée obliquement de dehors en dedans, qui force le malade à se tenir sur le bord interne du pied, plus élevé que l'externe. De plus, on pratique journellement des mouvements d'adduction de la jambe, le malade étant de préférence assis et le membre étendu.

Tamplin recommande aussi de redresser lentement le membre, de le placer dans une sorte de boîte s'attachant au bassin à l'aide d'une ceinture, et articulée au niveau du genou, de manière qu'on puisse attirer le genou en dehors en faisant mouvoir la vis de l'articulation.

Tous ces appareils sont défectueux. Les uns parce qu'ils nécessitent un séjour au lit prolongé et les autres parce qu'ils sont trop compliqués.

Voici la description de l'appareil qu'on emploie au Bureau central et dans les hôpitaux de Paris.

Il consiste en une attelle externe en fer, d'une largeur de 1 centimètre et demi à 2 centimètres; cette attelle se fixe autour du tronc à l'aide d'une courroie, suffisamment large et matelassée pour être bien supportée. L'extrémité inférieure de cette attelle est fixée en bas à un soulier et le contourne en avant du talon, de manière à se continuer avec une attelle analogue, qui est placée à la partie interne du membre et qui ne dépasse pas le bas du genou.

Ces attelles sont matelassées dans tous les points où elles sont directement en contact avec le membre. Au niveau de l'articulation tibio-tarsienne, elles sont articulées et permettent ainsi au pied d'exécuter des mouvements de flexion et d'extension. Elles sont réunies ensemble à l'aide de courroies au niveau de la jambe. L'attelle externe est également articulée au niveau du genou; au moyen d'une vis on neutralise l'action de cette articulation; car le genou ne doit pas exécuter de mouvements tant qu'il n'est pas à peu près complètement redressé. Lorsque le redressement est presque complet, on fait porter l'appareil encore pendant plusieurs mois, et on permet à l'attelle de se plier au niveau du genou. Pour ramener le genou en dehors, on place sur la partie interne du genou, un carré de cuir assez haut pour dépasser les limites du genou; ce cuir doit être souple et bien se mouler sur les contours de l'articulation. Il est fixé par de petites courroies à l'attelle externe, et en raccourcissant plus ou moins les courroies, on attire d'autant le genou en dehors.

Cet appareil est simple, peu coûteux, redresse le genou d'une façon progressive, en même temps qu'il maintient le pied dans une bonne position. Il est supporté très-facilement, et les enfants s'y accoutument en quelques jours; ils peuvent marcher avec cet appareil, et, de cette façon, ils ne sont pas privés d'exercice. Seulement, pendant les premiers mois du traitement, les enfants doivent coucher avec leur appareil.

Lorsqu'il y a un genu valgum double, on porte deux appareils en même temps, et ils sont attachés au-dessus de la hanche par une seule ceinture.

Pour redresser ainsi le genou, il faut faire porter cet appareil pendant plusieurs mois. On ne peut pas préciser de limites exactes à la durée de ce traitement; il faut tenir compte du degré de la déformation du genou, de la constitution du sujet, de sa docilité, etc.

On peut cependant dire, d'une façon générale, qu'il dure rarement moins de six mois ou plus de deux ans.

Le seul inconvénient de cet appareil, et cela se présente très-rarement, c'est de déterminer une courbure du tibia à concavité en dedans; pour y remédier, il suffit de placer un petit coussinet de cuir sur la convexité et de l'attacher à l'attelle interne, et bientôt cette complication a disparu.

Guérin, Mathieu et Cœsar Hawkius, ont fait des appareils ne différant du précédent que par l'attelle externe, qui se trouve articulée comme l'appareil recommandé par Tamplin, tandis que l'attelle interne s'élève au-dessus du genou.

Enfin, Hester a imaginé un appareil consistant en une attelle allant obliquement, en passant au devant du genou, de la partie externe du pli de l'aine à la malléole interne. Cet appareil est maintenu au moyen de courroies s'adaptant à la cuisse et à la jambe. Le redressement du genou s'opère en rétrécissant les courroies de la jambe de manière à mettre en contact l'attelle avec la malléole interne. Cet appareil me paraît fort défectueux, et je n'en parle que pour être complet.

Il convient d'appliquer l'appareil employé dans les hôpitaux le plus tôt possible, et n'importe à quel âge, pourvu que le sujet soit en état de marcher. Si l'enfant est trop jeune pour marcher, on combattra la difformité en attirant le genou vers une petite attelle fixée à la partie externe du membre. On retirera tout appareil plusieurs semaines après une guérison complète. A ce traitement local, il faut joindre un traitement général en rapport avec la constitution du sujet. Si l'enfant est scrofuleux, rachitique, ce qui a lieu habituellement, on lui prescrira du phosphate de chaux, de l'huile de foie de morue, des bains salés, etc.; en un mot, tous les reconstituants usités en pareil cas.

Je termine ce travail, en disant que le genu valgum est une difformité qu'on arrive toujours à guérir, et que le meilleur mode de traitement est de faire usage de l'appareil employé dans les hôpitaux de Paris.

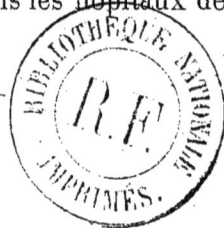

Paris. A PARENT, imprimeur de la Faculté de Médecine, rue M.-le-Prince,

214

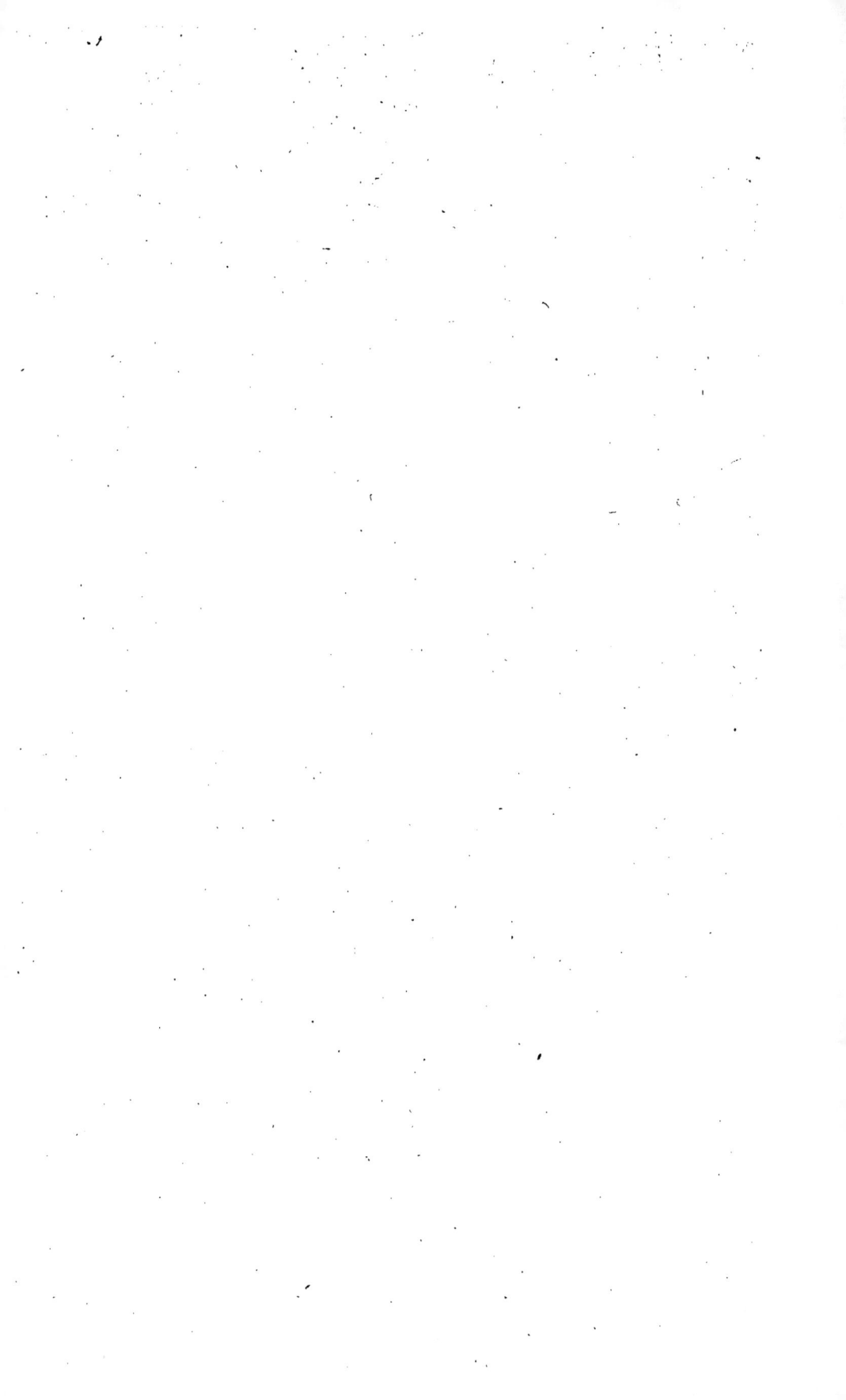

www.ingramcontent.com/pod-product-compliance
Lightning Source LLC
Chambersburg PA
CBHW060506210326
41520CB00015B/4112